AF246001

NOTICE

SUR L'ACTION THÉRAPEUTIQUE

DU

BROMURE DE POTASSIUM

ET

DES PILULES

AU BROMURE DE POTASSIUM FERRUGINEUX

préparées par Ch. Landron

pharmacien de première classe

PAR

LE DOCTEUR A. ROBIN

PARIS

IMPRIMERIE JULES BONAVENTURE

QUAI DES GRANDS-AUGUSTINS, 55

—

1868

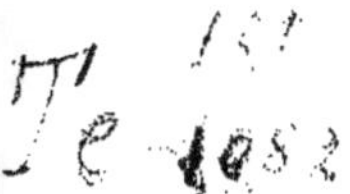

DU

BROMURE DE POTASSIUM

ET

DES PILULES AU BROMURE

DE POTASSIUM FERRUGINEUX

LANDRON

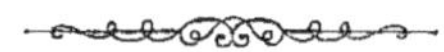

A peine le Brome était-il découvert, que l'analogie qu'il a avec l'iode le faisait essayer dans les maladies pour lesquelles ce dernier était employé.

Parmi les sommités médicales qui s'en sont occupées, nous pouvons citer MM. Andral, Fournet, Puche, Magendie, Fourché de Montpellier, Glover, Horing, Robert M'Donnell, etc.

Ses combinaisons avec les corps simples ont aussi été expérimentées, et le Bromure de potassium, surtout, a été l'objet de mémoires importants.

MM. Huette, Rame et Puche, entre autres, après en avoir étudié les effets physiologiques, en ont fait quelques applications dans la thérapeutique, notamment et presque exclusivement dans les cas où l'iodure de potassium donne des résultats merveilleux.

Reconnu inférieur à ce dernier, le Bromure tomba en discrédit et fut presque abandonné.

Mais quelques médecins s'occupèrent de l'action du Bromure dans d'autres affections.

Il fut employé en Angleterre d'abord, puis en France, et bientôt nous vîmes paraître de nombreux travaux sur ce médicament.

A l'étranger, sir Charles Locock, le premier, fit en 1853 l'application du Bromure de potassium dans le traitement de l'épilepsie ; et sur quinze cas, dit-il, il ne constata qu'un insuccès. Après lui, Brown Sequard et Radcliffe signalèrent son utilité dans la même maladie.

Williams cite un grand nombre d'observations d'épilepsie et d'hystéro-épilepsie dans lesquelles les attaques ont considérablement diminué, sinon disparu complétement.

M. Smith a traité une série de coquelucheux par le Bromure, et il prétend avoir vu cesser les quintes avec rapidité.

M. Henri Behrend se loue beaucoup de son emploi contre l'insomnie nerveuse, dans le traitement de laquelle les opiacés ne sont d'aucun effet et, quelquefois, nuisibles.

Thielman en a fait une application heureuse dans les blennorrhagies accompagnées d'orgasme vénérien.

M. Bartholoz a publié sur l'emploi thérapeutique du Bromure de potassium un travail duquel il résulte que ce médicament exerce une action sédative sur l'axe cérébro-spinal, action qui a pour conséquence une sédation de la circulation et différents phénomènes de sédation locale. Comme hypnotique, M. Bartholoz l'a trouvé utile, surtout dans l'insomnie hystérique, dans celle des hommes d'affaires, dans le *delirium tremens;* comme calmant ; il en a retiré de bons effets dans l'épilepsie et la chorée, les quintes de coqueluche, l'irritation vésicale, les érections douloureuses qui accompagnent certaines uréthrites chroniques, dans les cas d'utérus irritable, et à titre d'agent anaphrodisiaque.

M. Namias, de Venise, vient de présenter à l'Académie des sciences, concernant l'emploi du Bromure contre l'épilepsie, une note dans laquelle il dit qu'il en a fait l'application de la manière la plus étendue, et qu'il a vu les accès disparaître ou devenir moins forts et moins fréquents.

En France, M. le docteur Romain Vigouroux a fait à l'Académie de médecine, en 1864, une communication où il a exposé les propriétés anesthésiantes du Bromure de potasssium, et son action contro-stimulante sur les centres nerveux. Il en a fait également connaître l'utilité dans le traitement des états nerveux désignés sous le nom de névrosisme.

M. Gubler a publié dans le *Bulletin de Thérapeutique* un travail important dont les conclusions peuvent être résumées ainsi :

Le Bromure de potassium est un sédatif puissant de l'économie entière.

Il produit, à la dose moyenne de deux grammes par jour, une sédation marquée du système sensitivo-moteur et de la circulation.

Outre son influence spéciale sur la muqueuse de l'isthme du gosier, du pharynx et des voies génitales, il agit encore sur les appareils dont ces régions dépendent, et son action se répand notamment dans l'œsophage, le larynx et l'arbre aérien. Il exerce également une action contro-stimulante sur les centres nerveux, apaise les céphalalgies congestives, prévient ou modère les crises convulsives et éclamptiques.

Le système circulatoire ressent aussi son influence qui ralentit les battements du cœur.

M. Gubler signale ensuite les affections dans lesquelles il a reconnu de grands avantages au Bromure de potassium ; ce sont :

1° La dysphagie douloureuse liée aux angines de toute sorte ;

2° L'œsophagisme ;

3° Les toux quinteuses et spasmodiques essentielles ou symptomatiques, soit de laryngo-bronchite, soit de tuberculisation pulmonaire ;

4° Les convulsions toniques et cloniques ;

5° Enfin, les maladies du cœur.

M. Blache a cité un cas de cessation des attaques d'hystéro-épilepsie chez une jeune fille de dix ans.

M. Debout le recommande comme hypnotique.

M. Besnier rapporte, en 1865, dans la *Gazette des Hôpitaux*, deux observations recueillies dans le service de M. Bazin, l'une d'épilepsie, l'autre de méningite tuberculeuse, guéries par le Bromure de potassium.

M. Auguste Voisin a publié dans le *Bulletin de Thérapeutique* un mémoire où il indique les formes d'épilepsie dans lesquelles le Bromure semble avoir l'influence la plus efficace.

M. Ozanam a annoncé avoir obtenu par le Bromure des effets très-remarquables dans les affections pseudo-membraneuses.

M. Lafont-Gouzi, médecin du Lycée impérial de Toulouse, a préconisé l'usage du Bromure à la dose d'un gramme par jour contre la spermatorrhée.

Nous extrayons de l'*Union médicale* (octobre 1867) le résumé suivant :

HÉMICRANIE. *Bromure de potassium.* — Des différentes espèces de migraines, c'est à celle qui est causée par l'anémie progressive que M. Barudel, médecin-major, oppose avec avantage ce nouvel agent thérapeutique. Ce n'est pas cette anémie passagère résultant d'hémorrhagie, mais l'anémie progressive sous l'influence des climats chauds, des cachexies, des affections chroniques, la chloro-anémie en particulier, des intoxications palustres, etc., etc., qu'il considère comme une névrose symptomatique provenant d'un état général, d'une altération du sang dans sa quantité et sa qualité.

Quand il n'a rien obtenu de l'hygiène ni de la médication tonique et reconstituante, ni du sulfate de quinine, pendant l'administration duquel parfois l'accès se manifeste, M. Barudel donne deux grammes de Bromure de potassium, moitié avant le repas du soir, moitié avant l'heure du sommeil. Un assoupissement, dit-il, en résulte, sans congestion cérébrale ni constipation comme avec l'opium ; c'est un sommeil calme, naturel, réparateur et exempt de rêves et d'hallucinations.

On lit également dans la *Gazette des Hôpitaux* (octobre 1867) :

REVUE CLINIQUE ET HEBDOMADAIRE. — *Maladies régnantes du mois de septembre.* — Parmi les affections rhumatismales, deux cas de rhumatisme articulaire ont été traités avec avantage par M. Gubler, au moyen du Bromure de potassium administré à la dose de deux à quatre grammes par jour.

On voit que ce médicament continue à donner de bons résultats au savant médecin de Beaujon.

Tel est, dans le plus sommaire résumé, sinon tout, du moins une grande partie de ce qui a été publié sur le Bromure de potassium.

J'ai voulu seulement donner une idée de l'opinion et de l'expérience d'hommes autorisés, qui ont fourni à l'appui de ce qu'ils ont avancé une quantité d'observations. Mon but, en agissant ainsi, est de ne pas m'exposer à ce danger que l'on court souvent d'être taxé d'exagération quand on fait l'apologie d'une chose en réalité bonne, mais qui n'a pas encore grandi dans l'opinion des personnes auxquelles elle s'adresse.

Je me permettrai maintenant de citer très-succinctement ma propre expérience ; car, après quatre ans d'une sérieuse application du médicament, j'ai pu me convaincre de la justesse des communications faites, que j'ai vérifiées pour la plupart, et découvrir l'utilité de cet agent dans des cas peu ou point observés.

Je l'employai d'abord avec circonspection et dans les cas seulement où les médicaments d'ordinaire en usage ne me réussissaient pas.

Les résultats que j'obtins m'encouragèrent, et je fus conduit bientôt à l'administrer beaucoup plus fréquemment. Toutefois, je dois dire que, dans plusieurs affections, il m'a paru plus efficace en l'associant à d'autres agents, et principalement au fer, à la digitale ou à l'iode.

J'ai plusieurs observations d'épilepsie et d'hystéro-épilepsie dans lesquelles les attaques ont été modifiées d'une manière très-heureuse par le Bromure de potassium.

Je ne donnerai pas le détail de ces observations, elles ne seraient, du reste, que la répétition de celles qui ont été faites ; en outre, ce n'est pas ici leur place. Néanmoins, dans un cas que j'ai observé, j'ai été tellement frappé de l'action du Bromure de potassium, non-seulement sur les attaques, mais sur les fonctions digestives, que je crois devoir citer le fait :

Une jeune fille de dix-sept ans avait des attaques épileptiques depuis l'âge de huit ans, attaques plus ou moins violentes, souvent quotidiennes, parfois même au nombre de deux et trois dans la journée. Huit jours ne s'étaient jamais passés sans qu'on les vît se produire. Fatigués de traitements inutiles, les parents avaient suspendu tout régime depuis environ deux ans, lorsque, sur mon avis, on lui donna des pilules belladonées. Après un mois, les attaques n'étaient nullement modifiées, l'appétit était perdu, la jeune fille tombait dans une apathie profonde. Je remplaçai la belladone par le valérianate d'ammoniaque. Aucun changement ne survenant, les parents voulaient cesser le traitement, lorsque je lui administrai le Bromure de potassium en commençant par 50 centigrammes. Quinze jours s'étaient à peine écoulés que l'appétit et la gaieté revenaient, les fonctions digestives se faisaient mieux, et les attaques commençaient à diminuer. Voulant m'assurer de la réalité de l'action du Bromure, je fis la contre-épreuve, c'est-à-dire que je suspendis ce médicament, et je vis les mêmes accidents reparaître. Alors un traitement régulier fut suivi, et les attaques furent, même après six mois de traitement et en prenant 3 grammes de Bromure par jour, quatre mois sans se manifester. J'ai perdu cette jeune fille de vue depuis un an ; mais à cette époque les attaques ne se produisaient plus en moyenne que deux fois par semaine. Elle prenait aussi deux cuillerées de sirop d'iodure de fer par jour.

Je traitai également avec succès plusieurs hystériques, et entre autres une jeune dame récemment mariée, chez laquelle les antispasmodiques ordinaires n'avaient amené aucun soulagement. Ses attaques les plus fortes ayant lieu régulièrement après chaque repas du matin, le sulfate de quinine avait été administré, mais sans résultat. Dès la première fois que je fus appelé, je prescrivis le Bromure de potassium à la dose de 50 centigrammes par jour, dose qui fut bientôt portée à 1 gr. 50. Après quinze jours, les attaques cessèrent. Le médicament fut supprimé. Au bout d'un mois, nouvelles attaques sous une autre forme. Reprise du Bromure, qui, à la dose de 1 gr. 50, triompha rapidement des accidents, et fut continué pendant un mois. Un traitement ferrugineux acheva complétement la guérison. Depuis plus d'un an, j'ai revu cette dame plusieurs fois ; aucun accès n'a reparu.

Dans cinquante cas environ de coqueluche, j'ai employé le Bromure de potassium. Presque toujours les quintes ont diminué en intensité et en fréquence ; mais la guérison s'est fait attendre, excepté lorsque je commençai à combattre la maladie déjà arrivée à une période avancée ; alors le plus souvent, j'ai eu rapidement raison des quintes.

J'ai vu ce médicament réussir admirablement, soit seul, soit associé à des toniques et aux ferrugineux dans quelques cas de dyspepsies et de gastralgies rebelles. Il a une action sédative sur la muqueuse de l'estomac; en même temps qu'il en stimule la sécrétion, en combat l'inertie, il calme les acidités et les aigreurs et facilite la digestion et l'absorption.

Une petite fille de huit ans, atteinte d'une chorée récente, a été guérie complétement après un traitement d'environ un mois. Ce traitement n'a consisté qu'en Bromure de potassium à la dose de 0 gr. 50, portée bientôt à 1 gr. 50, et en bains alcalins.

Il m'a réussi très-rapidement dans un cas de spermatorrhée datant de deux mois, chez un homme de quarante ans, assez robuste, marié, et ne vivant nullement dans la continence. Il éprouvait toutes les nuits une et deux pollutions, dont il résultait une grande faiblesse, de la céphalalgie, de la courbature, un engourdissement des facultés physiques et morales. Consulté par ce malade, je lui administrai le Bromure à la dose de 1 gramme, portée ensuite à 2 grammes, et trois semaines après il était entièrement guéri.

Il m'a paru donner du soulagement dans les étourdissements et la céphalalgie dus à de légères congestions vers le cerveau. Mais il ne m'appartient pas de me prononcer sur sa véritable valeur en cette circonstance, car je ne l'ai administré que concurremment avec une autre médication, cherchant toujours, ici comme ailleurs, à ramener mon malade à son état normal le plus rapidement possible, et sans vouloir me livrer à des expériences.

J'ai aussi administré le Bromure de potassium, d'abord seul, sans résultat dans quatre cas, et uni à l'iode dans douze cas avec trois guérisons, pour une maladie terrible : la méningite granuleuse.

Je me borne à citer les faits ici; sous peu, je donnerai ailleurs le détail des observations.

J'ai obtenu d'excellents résultats dans deux cas de névrosisme, chez des dames présentant quelques signes d'anémie. Le fer fut donné en même temps.

Dans les palpitations de cœur, je le prescris fréquemment, associé au fer ou à la digitale. Associé au fer, pour les palpitations nerveuses dépendant d'un état chloro-anémique, on obtient la guérison certaine. Associé à la digitale pour les palpitations dépendant d'une lésion organique du cœur, on obtient un soulagement prononcé.

Il exerce encore une influence bien salutaire dans la congestion du col utérin, accompagnée ou non d'ulcérations. Lorsque ces ulcérations ont existé et que, par la cautérisation, elles ont été détruites, il reste quelquefois pendant un certain temps un engorgement du col, et des douleurs violentes dans les régions lombaire, hypogastrique et inguinale.

C'est alors que, souvent, j'ai eu à me louer de son emploi, et j'ai vu se calmer ces douleurs qui font le tourment des malades et qui les découragent au point qu'elles ont peine à ajouter foi aux paroles du médecin qui leur affirme qu'il n'existe plus d'ulcérations. Elles persistent à dire qu'elles souffrent autant, et même plus qu'au moment des cautérisations, et que, par conséquent, il est impossible qu'elles soient entièrement guéries.

Les médecins anglais ont du reste vanté le Bromure de potassium dans les affections utérines.

M. Simpson le préfère à l'iodure, parce qu'il le regarde comme sédatif, tonique et résolutif. M. Bennett en parle dans son *Traité des inflammations de l'utérus;* et, plus récemment, M. Courty, dans son *Traité pratique des maladies de l'utérus,* le préconise dans les maladies de cet organe, devenues chroniques. Il dit aussi qu'il a obtenu des modifications et des guérisons de tumeurs fibreuses par les fondants, et dans leur nombre, le Bromure de potassium, auquel il joint souvent le fer, est un de ceux qui obtiennent sa préférence.

Le Bromure de potassium est donc un médicament précieux, agissant dans un grand nombre de maladies, et, notamment dans cette classe que l'on nomme névroses. Il agit comme antispasmodique contre la névrose pure et simple. Mais tout praticien sait que les maladies qui touchent au système nerveux sont rarement simples; il sait qu'un grand nombre de névroses sont engendrées par une maladie préexistante, par une altération des éléments constitutifs du sang principalement.

En effet, de combien de troubles nerveux la chlorose n'est-elle pas la cause première ou déterminante? Ou bien, que ces troubles nerveux existent avec ou sans cause connue pendant quelque temps, ne voit-on pas fréquemment et sans tarder se manifester des signes de chloro-anémie?

Que l'un de ces états morbides précède l'autre ou en soit précédé, que celui-ci dérive de celui-là ou réciproquement, il n'en est pas moins vrai, il faut le reconnaître, qu'ils sont bien souvent liés, unis très-étroitement ensemble.

Dans ces cas si répétés, devra-t-on ne s'occuper que d'une seule affection et laisser faire des progrès à l'autre? Non, évidemment, il faut les combattre toutes deux simultanément; et c'est, j'en suis certain, le moyen le plus court d'arriver sinon à la guérison, du moins au soulagement de ces névroses dont quelques-unes font parfois le désespoir du médecin, du malade et de sa famille. Il faut donc employer à cette fin plusieurs médicaments simples ou un médicament composé.

Si l'on emploie plusieurs médicaments, on voit bientôt surgir une foule d'ennuis et de difficultés pour le malade, qui se trouve, à chaque instant de la journée, obligé de quitter ses occupations pour satisfaire aux prescriptions du médecin. Il se plaint de la multiplicité des remèdes, se soumet à l'un, néglige l'autre, et finit par éprouver une répugnance insurmontable pour toute préparation, même du meilleur goût; et combien cette répugnance est-elle plus grande si le médicament n'est pas agréable comme le Bromure de potassium? De là, insuccès de la médication, erreur du médecin, dupe de sa confiance envers son malade, et qui ne croit plus aux bons effets d'un agent cependant puissamment salutaire, chronicité de la maladie, enfin, résultats déplorables et funestes à tous égards.

Voilà pourtant ce qui arrive journellement.

Frappé de la fréquence de ces affections (surtout chez les femmes), où il faut joindre le fer au Bromure de potassium, reconnaissant les inconvénients cités plus haut, j'ai pensé que réunir les deux médicaments en une seule préparation, facile à prendre et agréable aux yeux du malade, invariable dans sa composition, permettant un dosage exact et certain, serait infiniment préférable sous tous les rapports.

C'est pourquoi j'ai engagé mon ami M. Landron à chercher un *modus faciendi* qui offrît cette supériorité. Reconnaissant la justesse de mes observations, il s'est mis à l'œuvre, et il est parvenu à obtenir, sous forme de pilules, une composition qui produit les effets physiologiques et procure, outre les avantages thérapeutiques du Bromure de potassium extrêmement pur et inaltérable, ceux d'un sel de fer à l'état de protoxyde, c'est-à-dire soluble et parfaitement assimilable.

Ces pilules ne peuvent en aucune façon être comparées à celles que Magendie a préconisées et qui ne sont que du Bromure de fer.

Associé ainsi, le fer jouit de la propriété importante d'être mieux absorbé par la muqueuse de l'estomac, recevant en même temps l'action excitatrice du Bromure de potassium.

Il est, j'en ai la preuve, beaucoup mieux supporté que toute autre préparation ferrugineuse; car, bien des fois, j'ai vu le sirop d'iodure de fer, une des meilleures préparations martiales, ne pouvoir être toléré par l'estomac ou causer de la pesanteur et même de la douleur au creux épigastrique. Ces inconvénients disparaissaient, et la digestion se faisait rapidement si en même temps je prescrivais le Bromure de potassium.

On peut donc, sans trop redouter l'erreur, tirer cette conclusion que, à dose faible, avec l'oxyde de fer contenu dans ces pilules, on obtiendra un effet égal à celui d'une autre préparation où ce sel sera plus abondant. Nous savons tous, en effet, que ce n'est pas en raison de la quantité de fer qui est introduite dans les voies digestives, que se mesure le résultat produit, mais bien en raison de celle qui est absorbée.

Lorsqu'on a étudié les affections spéciales trouvant dans le Bromure de potassium un remède énergique, lorsqu'on a reconnu celles dans lesquelles le fer lui est un adjuvant puissant, lorsqu'enfin on s'est bien pénétré de l'action de ces médicaments employés simultanément, on est amené par induction, d'une manière toute naturelle, à discerner aussitôt les maladies particulières qui seront avantageusement modifiées par les *Pilules au Bromure de Potassium ferrugineux (Landron)*.

En effet, quand j'ai eu occasion de les employer, elles m'ont toujours donné des résultats très-satisfaisants.

Si dès maintenant je ne mets pas au jour les observations que j'ai déjà recueillies, c'est que je désire en posséder un nombre plus imposant, qui puisse me permettre de faire passer sans difficulté mes idées dans l'esprit de mes confrères.

D'après mon expérience et ma conviction, je crois pouvoir dire que les *Pilules au Bromure de Potassium ferrugineux (Landron)* sont d'une utilité incontestable dans les névroses, surtout celles qui sont accompagnées de signes anémiques, si fréquents chez les femmes; dans toutes les chloroses compliquées de désordres nerveux : chloro-anémie et palpitations, épilepsie, hystérie, chorée, gastralgie, dyspepsie, hypochondrie, névrosisme, etc.

Elles rendent d'importants services dans toutes les cachexies, dans la syphilis, la phthisie pulmonaire, les scrofules. Elles sont bienfaisantes pour les sujets lymphatiques et dartreux, pour les convalescents épuisés par de longues maladies.

Elles sont d'une efficacité remarquable et quelquefois surprenante, dans certaines affections utérines, notamment dans la congestion du col, accompagnée de douleurs violentes, dans les tumeurs diverses de cet organe.

Mode d'emploi.

Le mode d'emploi des *Pilules au Bromure de Potassium ferrugineux* (*Landron*) est des plus simples. Le médecin qui fera usage de ces pilules, sachant que chacune d'elles renferme *quinze centigrammes* de Bromure de potassium et *cinq centigrammes* de sel ferreux, en variera à son gré le nombre, suivant la nature de la maladie qu'il traitera, l'âge et la constitution de son malade.

NOTA. Le Dr A. Robin recevra avec reconnaissance les observations que ses confrères voudront bien lui communiquer, et il les réunira à celles qu'il se propose de recueillir.

Paris. — Imprimerie Jules Bonaventure, quai des Grands-Augustins, 55.